La prescripción De
DIOS

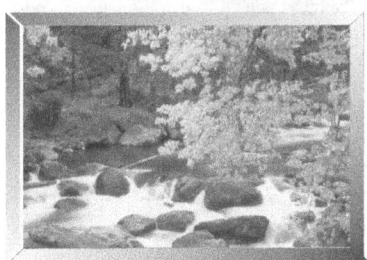

PARA VIVIR EN SALUD DIVINA

Por
GLORIA COPELAND

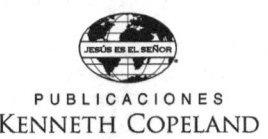

PUBLICACIONES
KENNETH COPELAND

A menos que se indique lo contrario, las citas bíblicas fueron tomadas de la *Versión Reina Valera 1960*®, © 1960 Sociedades Bíblicas en América Latina; © renovado 1988 Sociedades Bíblicas Unidas.

Las citas marcadas con las siglas *AMPC* son traducciones libres del idioma inglés y fueron tomadas de *Amplified® Bible, Classic Edition* © 1954, 1958, 1962, 1964, 1965, 1987 por The Lockman Foundation.

Las citas marcadas con las siglas *J.B. Phillips* son traducciones libres del idioma inglés y fueron tomadas de *New Testament in Modern English, J.B Phillips* © J.B Phillips 1958, 1959, 1960, 1972.

La prescripción de Dios para vivir en salud divina
God's Prescription for Divine Health

ISBN 978-1-57562-181-4   30-0540S
17 16 15 14 13 12   6 5 4 3 2 1

Traducido y editado por KCM Guatemala.

© 1995 Eagle Mountain International Church, también conocida como Ministerios Kenneth Copeland.

© 2012 Gloria Copeland

Traducción autorizada de la edición en inglés. Esta traducción es publicada y vendida de acuerdo con el permiso de Eagle Mountain International Church Inc. también conocida como Ministerios Kenneth Copeland.

Kenneth Copeland Publications
Fort Worth, TX 76192-0001

Para obtener más información acerca de los Ministerios Kenneth Copeland, visita es.kcm.org, o llama al 1-800-600-7395 (EE.UU.) ó al +1-817-852-6000 (Internacional). Nuestros ministros de habla hispana están esperando tu llamada.

Todos los derechos reservados bajo la legislación Internacional de Propiedad Intelectual. Ninguna parte de esta publicación puede ser reproducida o transmitida en ninguna forma o por ningún medio electrónico o mecánico, de fotocopia, grabación, por ningún sistema de almacenamiento y recuperación informática sin el permiso escrito del editor, con la excepción de citas breves usadas en reseñas.

Impreso en los Estados Unidos de América.

Índice

Capítulo 1
La prescripción de Dios para
vivir en salud divina 1

Capítulo 2
Frente a sus ojos y en Sus oídos 7

Capítulo 3
¿Qué guarda en su corazón? 17

Capítulo 4
Fe en dos lugares:
en su corazón y en su boca 25

Capítulo 5
¡Cuándo haya acabado todo...
manténgase firme 33

Referencias bíblicas
acerca de la sanidad 39

Capítulo 1

La prescripción de Dios para vivir en salud divina

Existe una medicina tan poderosa y efectiva que puede sanar cualquier mal y enfermedad que el ser humano haya conocido. No provoca efectos secundarios; es segura, incluso en grandes dosis. Y cuando se toma diariamente según las indicaciones, puede prevenir enfermedades y mantenerlo en completa salud.

Eso suena demasiado bueno para ser cierto, ¿verdad? Sin embargo, lo es. Puedo darle testimonio por la Palabra de Dios y por mi propia experiencia que ese tipo de medicina sobrenatural existe. Y lo mejor es que está disponible para usted en todo momento, todos los días.

No tiene que llamar a su médico para recibirla. Tampoco es necesario que vaya hasta la farmacia para obtenerla. Sólo debe buscar su Biblia, abrirla en Proverbios 4:20-24, y seguir las instrucciones que allí encontrará:

> Hijo mío, está atento a mis palabras; inclina tu oído a mis razones. No se aparten de tus ojos; guárdalas en medio de tu corazón; porque son vida a los que las hallan, y medicina a todo su cuerpo. Sobre toda cosa guardada, guarda tu corazón; porque de él mana la vida. Aparta de ti la perversidad de la boca, y aleja de ti la iniquidad de los labios.

Aunque no parezcan algo extraordinario,

en esos cuatro versículos está contenida la prescripción sobrenatural para la salud divina. Es una receta poderosa, la cual le dará resultados a cualquiera que la ponga en práctica.

Si ha recibido sanidad mediante la imposición de manos, seguir esta prescripción le ayudará a retener dicha sanidad. Si ha creído en sanidad, pero está experimentando síntomas persistentes, le ayudará a mantenerse fuerte hasta que éstos desaparezcan. Y si goza de salud ahora, le ayudará a permanecer de esa forma —no sólo un día o una semana, sino ¡el resto de su vida!—.

Una medicina poderosa

Para comprender cómo funciona esta receta, debe entender que la Palabra de Dios es más que sólo buena información; en realidad, hay vida en ella. Jesús dijo en Juan

6:63: «El espíritu es el que da vida [la hace vívida]; la carne para nada aprovecha; las palabras que yo os he hablado son espíritu y son vida».

Cada vez que recibe la Palabra en su corazón, la cree y obra conforme a ella, esa vida de la que habló Jesús, la misma *vida* de Dios, es depositada en usted. Es posible que haya leído las escrituras de sanidad una y otra vez. Quizá las conozca tan bien como a su propio nombre. No obstante, cada vez que las lea, o escuche predicaciones sobre éstas, le brindarán una dosis nueva del poder de la sanidad divina. Vez tras vez, le proveerán vida, y le transmitirán a su cuerpo la medicina de Dios.

Y esto se debe a que se compara la Palabra con una semilla. En Hebreos 4:12 leemos: "...es viva y llena de poder [lo cual la hace activa, funcional, energizante y efectiva]" *(AMPC)*. Ésta en realidad contiene el poder de actuar por sí misma.

Cuando la Palabra del nuevo nacimiento fue sembrada en su corazón, usted creyó en ella y la puso en práctica; esa Palabra le dio el poder para nacer de nuevo. Lo mismo sucede cuando siembra la Palabra de sanidad en su corazón, cree en ella y actúa conforme a ésta; esta palabra le brinda el poder sanador de Dios. En Isaías 55:10-11, el Señor describe este proceso de la siguiente manera:

> Porque como desciende de los cielos la lluvia y la nieve, y no vuelve allá, sino que riega la tierra, y la hace germinar y producir, y da semilla al que siembra, y pan al que come, así será mi palabra que sale de mi boca; no volverá a mí vacía, sino que hará lo que yo quiero, y será prosperada en aquello para que la envié.

Añada a este hecho la promesa de Jeremías 1:12, donde Dios dice: "...Estoy alerta y activo, velando para que Mi Palabra se cumpla" *(AMPC)*. Y puede estar seguro de que la Palabra de Dios es una medicina poderosa, con la cual puede contar para obtener resultados siempre.

Capítulo 2

Frente a sus ojos y en sus oídos

Quizá usted podría decir: "Pero, hermana Gloria, ¡he conocido gente que se sabe la Biblia desde Génesis hasta Apocalipsis, y todavía no ha sido sana!".

Sin duda alguna es así. Sin embargo, si vuelve a analizar la receta de Dios, se dará cuenta que no menciona nada acerca de "saber" la Biblia. Ahí leemos: *está atento* a la Palabra. Cuando está atento a algo, usted le presta su atención. Lo convierte en su máxima prioridad, hace a un lado otras cosas para enfocarse en ello. Cuando una enfermera atiende a un paciente, ella lo vigila constantemente. No se va de compras y lo deja acostado, y solo en la habitación del hospital. Y si alguien le pregunta sobre su paciente, a ella no le parece suficiente comentar: "¡Ah, sí!; lo conozco".

De la misma forma, si está atento a la Palabra, no la dejará cerrada sobre la mesa todo el día. De seguro, no invertirá su tiempo meditando en otros asuntos.

Por el contrario, hará lo que en Proverbios 4 se le indica que debe realizar. Usted inclinará de continuo su oído a la Palabra de Dios.

Inclinar su oído conlleva más que sólo disponer los oídos físicos y colocarlos en una postura que le permita oír la Palabra que se predica (claro que tal acción es muy importante). También significa abrir los oídos de su entendimiento para reflexionar y meditar en esa Palabra. De modo que para escuchar de verdad, deberá hacerlo con los oídos de su espíritu, atendiendo lo que el Espíritu Santo le está indicando a través de la Palabra escrita. En Marcos 4:23-24 está expuesto de esta forma: "Si alguno tiene oídos para oír, que escuche, perciba y comprenda... Sean cuidadosos con lo que escuchan; ya que la medida [de pensamiento y estudio] que le concedan [a la verdad que escuchan] determinará la medida [de virtud y conocimiento] que retornará a sus vidas —y más [en adición] les será dado a ustedes que oyen —" *(AMPC)*.

El "oír" que se menciona en estos versículos no es una actividad pasiva. Necesita un compromiso activo con la Palabra de Dios: debe creerla y obedecerla.

De hecho, en Proverbios 4:20 *(AMPC)* se le presenta de esta forma: "Hijo mío, atiende mis palabras; aprueba y sométete a mis dichos". Someterse a la Palabra significa hacer ajustes en su vida. Por ejemplo, según leemos en Filipenses 4:4, debemos regocijarnos en el Señor siempre.

Entonces si se ha estado quejando y lamentando mucho, tendrá que cambiar con el fin de someterse a esa Palabra. Deberá arrepentirse y cambiar de actitud.

Además de inclinar su oído a la Palabra de Dios, en la receta de Proverbios 4 también se le indica que debe mantenerla frente a sus ojos, y no dejar que se aleje de su vista. En Mateo 6:22-23, Jesús revela por qué esto es tan importante: «La lámpara del cuerpo es el ojo; así que, si tu ojo es bueno, todo tu cuerpo estará lleno de luz; pero si tu ojo es maligno, todo tu cuerpo estará en tinieblas. Así que si la luz que hay en ti es tinieblas, ¿cuántas no serán las mismas tinieblas?».

Sus ojos son la puerta de su cuerpo. Si su ojo (o su atención) se enfoca en la oscuridad o en la enfermedad que hay en su cuerpo, no habrá luz que la extinga. Sin embargo, si los ojos de su corazón están estrictamente instruidos en la Palabra, todo su cuerpo, al final, estará lleno de luz; y el resultado será la sanidad.

Por experiencia, puedo decirle cuán importante es mantener la Palabra de continuo frente a sus ojos y en sus oídos. Varias veces, desde que empecé a vivir por fe, me encontraba tan atareada como para ocuparme de la Palabra. Y, poco antes de que me diera cuenta, me enfermé a tal punto que no podía mantenerme de pie.

En esas ocasiones, buscaba de inmediato mi Biblia y comenzaba a reflexionar sobre las escrituras de sanidad. Incluso, me iba a dormir escuchando las cintas de mensajes acerca de la Palabra. Y por lo regular, en pocas horas, me recuperaba por completo.

Pocas veces tuve que permanecer en fe por períodos más largos. Pero ya fuera que mi sanidad hubiera llegado de forma instantánea, o con el paso del tiempo, la maravillosa verdad es que siempre llegaba. La medicina de Dios nunca ha dejado de traer sanidad y recuperación a mi cuerpo.

Siga las indicaciones

Admitámoslo, no es fácil mantener la atención enfocada en la Palabra de esa forma. Hacerlo, conlleva un compromiso y un verdadero esfuerzo. Quizá deba levantarse un poco más temprano en la mañana o apagar la televisión por la noche. Pero le insto a hacer lo que sea necesario para tomar la medicina de Dios según las indicaciones.

¡No funcionará de otra forma!

No debería sorprendernos tanto. Después de todo, no esperaríamos que la medicina natural hiciera efecto si no la hemos tomado según la receta. Ninguna persona racional pondría un frasco de píldoras en la mesita de noche esperando que éstas lo sanen. Nadie llamaría al médico, diciéndole: "esas píldoras no dan resultado. Me las llevo a todos lados, las mantengo en el auto conmigo, en mi escritorio de trabajo; incluso, las pongo junto a mí cuando duermo por las noches; y aún así no me siento mejor".

Eso sería ridículo. Sin embargo, desde el punto de vista espiritual, muchas personas actúan así. Lloran, oran y le ruegan a Dios que las sane; pues ignoran que Él ya les ha dado la medicina. (Quizá toman una pequeña dosis el domingo en la iglesia, pero el resto de la semana no tienen tiempo para la Palabra ¡en lo absoluto!).

¿Por qué las personas que aman a Dios y creen en la Biblia actúan de esa forma? En mi opinión, se debe a lo siguiente: no comprenden que establecer la Palabra en el corazón produce efectos sobre el cuerpo físico. No entienden cómo lo espiritual puede cambiar lo natural.

Sin embargo, si lee la Biblia, entenderá que desde el principio el poder espiritual ha estado latente en el mundo físico. De hecho, el poder espiritual liberado mediante la Palabra de Dios, creó este mundo. Sólo déle un vistazo a Génesis 1 y podrá observarlo por sí mismo:

> En el principio creó Dios los cielos y la tierra. Y la tierra estaba desordenada y vacía, y las tinieblas estaban sobre la faz del abismo, y el Espíritu de Dios se movía sobre la faz de las aguas. *Y dijo Dios:* Sea la luz; y fue la luz... *Luego dijo Dios:* Haya expansión en medio de las aguas, y separe las aguas de las aguas... *Dijo también Dios:* Júntense las aguas que están debajo de los cielos en un lugar... *Después dijo Dios:* Produzca la tierra... *Dijo luego Dios:* Haya lumbreras en la expansión de los

cielos para separar el día de la noche... *Dijo Dios:* Produzcan las aguas seres vivientes... *Luego dijo Dios:* Produzca la tierra seres vivientes según su género... *Entonces dijo Dios:* Hagamos al hombre a nuestra imagen...

Ahora bien, a la luz de esas escrituras, ¿no cree usted que la Palabra de Dios —la fuerza que originalmente creó todo lo que puede ver o tocar, inclusive su cuerpo físico— sea capaz de cambiar hoy la condición de su cuerpo? ¡Por supuesto que sí! ¡Tiene sentido! John G. Lake enseña lo siguiente acerca de la sanidad y de la salud divina: «La sanidad divina es curar la enfermedad que haya en el cuerpo, por medio del poder de Dios; mientras que la salud divina es vivir día tras día y hora tras hora en comunión con Dios, para que la vida de Dios fluya en el cuerpo, así como lo hace en la mente o en el espíritu» *(John G. Lake —His Life, His Sermons, His Boldness of Faith. Pág. 9-10).*

Capítulo 3

¿Qué guarda en su corazón?

Quizá usted exprese: "Yo no tendría ningún problema en creer que la Palabra de Dios me sana, si Él me hablara con voz audible; tal y como lo hizo en Génesis. Pero Él no lo ha hecho".

No, y es probable que no lo haga. Dios ya no nos tiene que gritar desde el cielo Su Palabra. En esta época, Él mora en los corazones de los creyentes; por tanto, Él nos habla desde el interior, en lugar de hacerlo desde afuera. Es más, cuando se trata de asuntos incluidos en el pacto, como la sanidad, no tenemos ni siquiera que esperar que nos hable. Pues ¡Él ya habló!

Dios ya ha dicho: «Y por cuya herida [la de Jesús] fuisteis sanados» (1 Pedro 2:24). Él ya declaró: «...porque yo soy Jehová tu sanador» (Éxodo 15:26). Él expresó: «Y la oración de fe salvará al enfermo, y el Señor lo levantará...» (Santiago 5:15).

Dios ya cumplió Su parte. Y ahora, nos corresponde a nosotros cumplir con la nuestra. Debemos tomar la Palabra que Él ha hablado, establecerla en nuestro interior, y dejar que nos transforme desde adentro hacia afuera.

Observe que todo (incluso la sanidad) comienza dentro de usted. Su futuro está literalmente guardado en su corazón. Jesús dijo: «El hombre bueno, del buen tesoro del corazón saca buenas cosas; y el hombre malo, del mal tesoro saca malas cosas» (Mateo 12:35).

Eso significa que si desea que las

condiciones externas sean mejores mañana, deberá comenzar por cambiar sus condiciones internas hoy mismo. Es mejor que deposite la Palabra de Dios en su corazón de la misma forma que deposita dinero en el banco; pues sólo así, podrá hacer retiros cada vez que lo necesite. Cuando la enfermedad ataque su cuerpo, puede beneficiarse de la Palabra de sanidad que haya puesto dentro de usted, y echar fuera esa enfermedad.

La ventaja de su cuenta en el corazón es que, a diferencia de su cuenta bancaria, no hay límite para la cantidad a depositar. Quizá el dinero para depositar se le acabe, pero jamás la Palabra; puede depositar tanta como desee.

Por supuesto, lleva tiempo efectuar esos depósitos, y usted es el único que decide cuánto tiempo le dedicará a la Palabra. ¡Depende totalmente de usted!

Algunas personas son renuentes a invertir

suficiente tiempo en depositar la Palabra de sanidad en sus corazones, pues creen que no valdrá la pena hacerlo. Piensan que se sacrificarán prestándole atención a la Palabra, y que de todos modos, terminarán enfermos. Sin embargo, En Gálatas 6:7-9, se le pone fin a dichas preocupaciones:

> No os engañéis; Dios no puede ser burlado: pues todo lo que el hombre sembrare, eso también segará. Porque el que siembra para su carne, de la carne segará corrupción; mas el que siembra para el Espíritu, del Espíritu segará vida eterna. No nos cansemos, pues, de hacer el bien; porque a su tiempo segaremos, si no desmayamos.

Ésta es la inalterable ley de Dios. Lo que siembra es lo que cosecha. Si siembra algodón, no cosechará cacahuates; y si siembra cacahuates, no cosechará donas. Por tanto, si siembra con tenacidad la Palabra de vida en el terreno de su corazón, usted no terminará enfermo y muerto. Al contrario, recibirá la cosecha de salud divina. En la Biblia leemos: "La cosecha en la vida de un hombre dependerá enteramente de lo que siembre" (Gálatas 6:7, *J.B. Phillips*).

Mantenga fluyendo su fuente

De hecho, la Vida de Dios en su corazón no sólo lo sanará cuando esté enfermo; sino también, si esa Vida mora en usted a plenitud, lo mantendrá con salud divina de forma continua. En la receta de Proverbios 4 para la sanidad se nos explica: «Sobre toda cosa guardada, guarda tu corazón; porque de él mana la vida» (versículo 23).

¿Cuáles son las fuerzas vitales que fluyen de su corazón cuando se alimenta con la Palabra y vive en comunión con Dios? Son elementos tales como: «...amor, gozo, paz, paciencia, benignidad, bondad, fe, mansedumbre y templanza...» (Gálatas 5:22-23). En la Biblia se le llama a estas fuerzas el fruto del Espíritu; son la *vida* de Dios fluyendo en abundancia desde su corazón. Descubrirá que enfermarse es tan difícil para usted como antes lo era sanarse. Satanás puede intentar enfermarlo, pero no lo logrará.

Hace unos años, el Señor me mostró una ilustración de ese principio, la cual nunca olvidaré. Durante esa época, estaba en Filipinas preparándome para predicar en una reunión y había estado estudiando acerca del fruto del Espíritu. Cuando me acerqué a la ventana de mi habitación en el hotel, el Señor me hizo ver una fuente en el patio de abajo. Él me mostró que mientras hubiera agua que fluyera de ésta, no habría basura en su surtidor. Aun si alguien tirara basura, la fuerza del agua la retiraría una y otra vez.

Me di cuenta, entonces, que nuestros

corazones son como esa fuente. En tanto las fuerzas del Espíritu de Dios se encuentren fluyendo desde el corazón, estaremos libres de la basura de Satanás.

¿Cómo podemos asegurarnos de que esas fuerzas se mantengan fluyendo de nuestro corazón? Cuidándolas con diligencia. Cuando nos sintamos tentados por el resentimiento o la falta de perdón, debemos rechazar esa tentación; y en lugar de ello, rendirnos al fruto del Espíritu. Luego necesitaremos elevar el nivel de agua de Vida, (¡lo adivinó!), al prestar de nuevo nuestra atención a la Palabra.

Recuerde esto: Las fuerzas de vida y poder que provengan de su corazón serán proporcionales a la cantidad de Palabra que entre en usted.

Capítulo 4

Fe en dos lugares: En su corazón y en su boca

¿Qué sucede cuando su corazón se llena tanto que comienza a rebosar? Consulte en Mateo 12:34, y encontrará lo siguiente: «...Porque de la abundancia del corazón habla la boca».

Así que el último paso de la receta divina es pronunciar palabras de sanidad y vida, fe y esperanza; y no de dolencias y enfermedad, desaliento y desesperanza. Es necesario que usted siga esta instrucción: «Aparta de ti la perversidad de la boca, y aleja de ti la iniquidad de los labios» (Proverbios 4:24). En resumen, debe pronunciar las palabras de Dios.

Al principio, no será fácil. Si usted es como la mayoría de personas, es probable que haya pasado años comentando qué tan malas son las cosas. De ese modo, al primer estornudo, expresa: "Me estoy resfriando. ¡Me resfrío todos los años!". Es posible que no haya querido decirlo, pero ha estado repitiéndolo tanto que se ha convertido en un hábito.

Y lo que es peor, la gente se siente cómoda con ese tipo de conversaciones. De inmediato, alguien interviene y dice: "Sí, lo mismo me sucede a mí". No obstante, una vez que usted empiece a declarar la Palabra de Dios, al estornudar, dirá: "Resfriado, ¡no te voy a tolerar! Me declaro sano ¡en el nombre de Jesús! ¡Creo que estoy en el proceso de sanidad!".

Eso sonará muy diferente a lo que expresan las otras personas; y está bien. Además, es importante que pronuncie la Palabra, pues para que la fe obre debe estar en dos lugares: en su corazón y en su boca: «Porque con el corazón se cree para justicia, pero con la boca se confiesa para salvación» (Romanos 10:10).

Algunas personas afirman que la fe mueve montañas. Pero la verdad de las Escrituras es que la fe ni siquiera moverá un grano de arena, a menos que usted la libere con las palabras de su boca.

El Señor Jesús nos dijo: «Porque de cierto os digo que cualquiera que *dijere* a este monte: Quítate y échate en el mar, y no dudare en su corazón, sino *creyere* que será hecho lo que *dice,* o que *diga* le será hecho». (Marcos 11:23). Observe que la palabra decir aparece tres veces en ese versículo, mientras que la palabra creer aparece sólo una vez.

Obviamente, Jesús quería que supiéramos que nuestras palabras son cruciales.

También es importante observar que Él no nos dijo que habláramos acerca de la montaña, ¡sino que le habláramos a ésta! Si vamos a obedecer a Dios, debemos hablarle a la montaña de la enfermedad y echarla de nuestra vida. El Señor le dijo a Charles Capps: *Le he declarado a Mi pueblo que pueden recibir lo que digan, ¡pero ellos siguen hablando acerca de lo que ya tienen!* En lugar de confesar: "Estoy sano", la mayoría de cristianos expresa: "Estoy enfermo"; y de esta manera, fortalecen la enfermedad o padecimiento.

Conozco a un ministro que hace años fue a visitar a un joven al hospital. Él estaba inconsciente, y los médicos lo habían desahuciado. Mientras el ministro salía de la habitación, el Señor le habló para que le dijera a la esposa del joven que él sería sanado si ella obedecía lo que está escrito en Marcos 11:23.

¡Ella lo hizo! Día tras día, se sentaba junto a su esposo quien yacía en estado inconsciente, y declaraba: «Mi esposo vivirá y no morirá, en el nombre de Jesús... Mi esposo vivirá y no morirá, en el nombre de Jesús». Como resultado, él recibió su completa sanidad.

Sea como Abraham

"Pero, hermana Gloria, me molesta decir que he sido sanado cuando mi cuerpo todavía se siente ¡enfermo!".

No debería ser así. A Abraham no le molestó. Durante años, él estuvo llamándose a sí mismo Padre de las naciones, a pesar de que no tenía hijos. ¿Por qué lo hizo? Porque «... creyó, [en Dios] el cual da vida a los muertos, y llama las cosas que no son, como si fuesen» (Romanos 4:17). Él estaba «plenamente convencido de que [Dios] era poderoso para hacer todo lo que había prometido» (versículo 21).

Observe que Abraham no estaba "intentando" creer en Dios, tampoco asentía mentalmente. Él estaba tan sumergido en la Palabra de Dios que ésta le resultó más real que lo que podía ver. No le importó tener 100 años ni que Sara ya hubiera pasado de la edad para concebir y que hubiera sido estéril toda su vida. Todo lo que le importaba era lo que Dios le había prometido, pues sabía que Su Palabra era verdadera.

Si usted no posee ese tipo de fe para recibir sanidad en este momento, ¡entonces manténgase en la Palabra hasta que su fe aumente! Después de todo, «... la fe es por el oír, y el oír, por la palabra de Dios» (Romanos 10:17). Lea, estudie, medite, escuche y vea enseñanzas llenas de fe. Sintonice, además, nuestras transmisiones televisivas diarias y de domingos. Hágalo *todos los días* hasta que la Palabra de Dios referente a la sanidad sea más real para usted que los síntomas de su cuerpo. Manténgase firme como Abraham, no vacile con incredulidad ante la promesa de Dios, más bien crezca firmemente en la fe alabando y glorificando a Dios (Romanos 4:20).

Observe que la última frase no le dice que alabe a Dios *porque* usted está firme en la fe, sino que *mientras* lo alaba, su fe crece. Me gusta esta traducción en particular, pues he descubierto que es cierto. Alabar a Dios por su sanidad es una de las acciones más poderosas que puede realizar.

De hecho, en el Salmo 103, se nos *ordena* hacerlo: «Bendice, alma mía, a Jehová, y bendiga todo mi ser su santo nombre. Bendice, alma mía, a Jehová, y no olvides ninguno de sus beneficios. El es quien perdona todas tus iniquidades, el que sana todas tus dolencias» (versículos 1-3).

Capítulo 5

¡Cuándo haya acabado todo... manténgase firme!

Cuando use la receta de Dios para recibir sanidad, no se desanime si no ve resultados inmediatos. Aunque muchas veces la sanidad es instantánea; otras veces viene gradualmente.

Así que no deje que los síntomas persistentes le hagan dudar. Después de todo, cuando visita a su médico, no siempre se siente mejor en ese instante. Los medicamentos prescritos, con frecuencia, comienzan a tener efecto después de cierto tiempo. Pero no por eso usted deja que la demora lo desanime. Por el contrario, sigue las indicaciones del médico y espera sentirse mejor pronto. Deposite, entonces, esa misma confianza en la medicina de Dios. Comprenda que una vez que empiece a tomarla, comenzará el proceso de recuperación. Mantenga altas sus expectativas, y tome la decisión de permanecer firme en la Palabra hasta que pueda ver y sentir los efectos físicos del poder sanador de Dios. En realidad, está "curando" su espíritu, el cual es la fuente de vida y salud sobrenatural para su cuerpo físico.

Cuando Satanás le susurre palabras de duda e incredulidad, cuando le insinúe que la Palabra no está obrando, rechace esos pensamientos de inmediato. Échelos fuera (estudie 2 Corintios 10:5). Deténgase un momento, y diga en voz alta: No. *Pensamientos altivos, ¡los echo fuera! Satanás, ¡te reprendo! No te permito controlar mi mente; no creeré tus mentiras. Dios envió Su Palabra para sanarme y Su Palabra nunca falla. Esa Palabra empezó a obrar en mi cuerpo en el momento en que la creí; y en lo que a mí respecta, mis días de enfermedad se acabaron. Declaro que Jesús cargó con mi enfermedad, mi debilidad y mi dolor; y soy libre para siempre.*

Entonces, "cuando haya acabado todo, manténgase firme" hasta que su sanidad se manifieste por completo (lea Efesios 6:12-14). Con tenacidad, permanezca firme. No titubee, pues en Santiago 1:6-8 leemos: «...porque el que duda es semejante a la onda del mar, que es arrastrada por el viento y echada de una parte a otra. No piense, pues, quien tal haga, que recibirá cosa alguna del Señor».

Si su condición es grave, también deberá resistir la tentación de preocuparse. Satanás intentará utilizar la ansiedad para ahogar la

Palabra que se encuentra en su corazón, y ésta no produzca frutos (Marcos 4:19); pero no permita que él tenga éxito. Sólo confíe en Dios: «Echando toda vuestra ansiedad sobre él, porque él tiene cuidado de vosotros» (1 Pedro 5:7). Y de forma constantemente recuérdele a su mente estas maravillosas palabras de Hebreos 10: 23, 35-36, *AMPC:*

> El que prometió es confiable (seguro) y fiel a Su palabra... Por tanto, no se deshagan de su confianza, porque encierra una gran y gloriosa compensación como premio. Porque tienen necesidad de una firme paciencia, y perseverancia, a fin de que puedan actuar y cumplir la voluntad de Dios; y así recibir y portar [disfrutar a plenitud] lo que se les ha prometido

Sobre todo, mantenga su atención enfocada en la Palabra —no en los persistentes síntomas—. Sea como Abraham, quien no se detuvo a considerar su propio cuerpo (Romanos 4:19). En lugar de centrarse en sus circunstancias, enfóquese en lo que Dios le ha dicho. Desarrolle una imagen interna de sí mismo en la que su sanidad se manifiesta por completo. Véase a sí mismo viviendo bien, pleno y saludable en todas las áreas de su vida.

Lo que tiene frente a sus ojos y en sus oídos, determina lo que cree en su corazón, y conforme a lo cual actuará. Por tanto, convierta la Palabra de Dios en su prioridad número uno. Acérquese a ella —y ella ¡se acercará a usted!

Escrituras acerca de sanidad

Las siguientes escrituras me han ayudado a recibir y a retener mi sanidad una y otra vez. Léalas continuamente para mantener su fe elevada en cuanto a esta área. La mayoría de estas escrituras fueron utilizadas por Dodie Osteen, quien sanó de cáncer terminal en el hígado, hace muchos años. Ella las tomó a diario, como si fuera medicina, hasta que todo síntoma desapareció. Aún hoy, ella sigue tomándolas a diario para mantenerse en salud divina.

"Deben pronunciarse tres veces al día hasta que se produzca la fe. Luego, una diaria, para mantener la fe. Si las circunstancias empeoran, duplique la dosis. No produce efectos secundarios". —Charles Capps

Éxodo 15:26

Y dijo: Si oyeres atentamente la voz de Jehová tu Dios, e hicieres lo recto delante de sus ojos, y dieres oído a sus mandamientos, y guardares todos sus estatutos, ninguna enfermedad de las que envié a los egipcios te enviaré a ti; porque yo soy Jehová tu sanador.

Éxodo 23:25-26

Mas a Jehová vuestro Dios serviréis, y él bendecirá tu pan y tus aguas; y yo quitaré toda enfermedad de en medio de ti. No habrá mujer que aborte, ni estéril en tu tierra; y yo completaré el número de tus días.

Deuteronomio 7:14-15

Bendito serás más que todos los pueblos; no habrá en ti varón ni hembra estéril, ni en tus ganados. Y quitará Jehová de ti toda enfermedad; y todas las malas plagas de Egipto, que tú conoces, no las pondrá sobre ti, antes las pondrá sobre todos los que te aborrecieren.

Deuteronomio 30:19-20

A los cielos y a la tierra llamo por testigos hoy contra vosotros, que os he puesto delante la vida y la muerte, la bendición y la maldición; escoge, pues, la vida, para que vivas tú y tu descendencia; amando a Jehová tu Dios, atendiendo a su voz, y siguiéndole a él; porque él es vida para ti, y prolongación de tus días; a fin de que habites sobre la tierra que juró Jehová a tus padres, Abraham, Isaac y Jacob, que les había de dar.

1 Reyes 8:56

Bendito sea Jehová, que ha dado paz a su pueblo Israel, conforme a todo lo que él había dicho; ninguna palabra de todas sus promesas que expresó por Moisés su siervo, ha faltado.

Salmos 91:9-10, 14-16

Porque has puesto a Jehová, que es mi esperanza, al Altísimo por tu habitación, no te sobrevendrá mal, ni plaga tocará tu morada... Por cuanto en mí ha puesto su amor, yo también lo libraré; le pondré en alto, por cuanto ha conocido mi nombre. Me invocará, y yo le responderé; con él estaré yo en la angustia; lo libraré y le glorificaré. Lo saciaré de larga vida, y le mostraré mi salvación.

Salmos 103:1-5

Bendice, alma mía, a Jehová, y bendiga todo mi ser su santo nombre. Bendice, alma mía, a Jehová, y no olvides ninguno de sus beneficios. El es quien perdona todas tus iniquidades, el que sana todas tus dolencias; el que rescata del hoyo tu vida, el que te corona de favores y misericordias; el que sacia de bien tu boca de modo que te rejuvenezcas como el águila.

Salmos 107:17, 19-21

Fueron afligidos los insensatos, a causa del camino de su rebelión y a causa de sus maldades; ...pero clamaron a Jehová en su angustia, y los libró de sus aflicciones. Envió su palabra, y los sanó, y los libró de su ruina. Alaben la misericordia de Jehová, y sus maravillas para con los hijos de los hombres.

Salmos 118:17

No moriré, sino que viviré, y contaré las obras de JAH.

Proverbios 4:20-24

Hijo mío, está atento a mis palabras; inclina tu oído a mis razones. No se aparten de tus ojos; guárdalas en medio de tu corazón; porque son vida a los que las hallan, y medicina a todo su cuerpo. Sobre toda cosa guardada, guarda tu corazón; porque de él mana la vida. Aparta de ti la perversidad de la boca, y aleja de ti la iniquidad de los labios.

Isaías 41:10

No temas, porque yo estoy contigo; no desmayes, porque yo soy tu Dios que te esfuerzo; siempre te ayudaré, siempre te sustentaré con la diestra de mi justicia.

Isaías 53:4-5

Ciertamente llevó él nuestras enfermedades, y sufrió nuestros dolores; y nosotros le tuvimos por azotado, por herido de Dios y abatido. Mas él herido fue por nuestras rebeliones, molido por nuestros pecados; el castigo de nuestra paz fue sobre él, y por su llaga fuimos nosotros curados.

Jeremías 1:12

Y me dijo Jehová: Bien has visto; porque yo apresuro mi palabra para ponerla por obra.

Jeremías 17:14

Sáname, oh Jehová, y seré sano; sálvame, y seré salvo; porque tú eres mi alabanza.

Jeremías 30:17

Mas yo haré venir sanidad para ti, y sanaré tus heridas, dice Jehová...

Joel 3:10

Forjad espadas de vuestros azadones, lanzas de vuestras hoces; diga el débil: fuerte soy.

Nahúm 1:9

¿Qué pensáis contra jehová? El hará consumación; no tomará venganza dos veces de sus enemigos.

Mateo 8:2-3

Y he aquí vino un leproso y se postró ante él, diciendo: Señor, si quieres, puedes limpiarme. Jesús extendió la mano y le tocó, diciendo: Quiero; sé limpio. Y al instante su lepra desapareció.

Mateo 8:16-17

Y cuando llegó la noche, trajeron a él muchos endemoniados; y con la palabra echó fuera a los demonios, y sanó a todos los enfermos; para que se cumpliese lo dicho por el profeta Isaías, cuando dijo: El mismo tomó nuestras enfermedades y llevó nuestras dolencias.

Mateo 15:30-31

Y se le acercó mucha gente que traía consigo a cojos, ciegos, mudos, mancos, y otros muchos enfermos; y los pusieron a los pies de Jesús, y los sanó; de manera que la multitud se maravillaba, viendo a los mudos hablar, a los mancos sanados, a los cojos andar, y a los ciegos ver; y glorificaban al Dios de Israel.

Mateo 18:18-19

De cierto os digo que todo lo que atéis en la tierra, será atado en el cielo; y todo lo que desatéis en la tierra, será desatado en el cielo. Otra vez os digo, que si dos de vosotros se pusieren de acuerdo en la tierra acerca de cualquiera cosa que pidieren, les será hecho por mi Padre que está en los cielos.

Mateo 21:21-22

Respondiendo Jesús, les dijo: De cierto os digo, que si tuviereis fe, y no dudareis, no sólo haréis esto de la higuera, sino que si a este monte dijereis: Quítate y échate en el mar, será hecho. Y todo lo que pidiereis en oración, creyendo, lo recibiréis.

Marcos 11:22-24

Respondiendo Jesús, les dijo: Tened fe en Dios. Porque de cierto os digo que cualquiera que dijere a este monte: Quítate y échate en el mar, y no dudare en su corazón, sino creyere que será hecho lo que dice, lo que diga le será hecho. Por tanto, os digo sea; que todo lo que pidiereis orando, creed que lo recibiréis, y os vendrá.

Marcos 16:14-18

Finalmente se apareció a los once mismos, estando ellos sentados a la mesa, y les reprochó su incredulidad y dureza de corazón, porque no habían creído a los que le habían visto resucitado. Y les dijo: Id por todo el mundo y predicad el evangelio a toda criatura. El que creyere y fuere bautizado, será salvo; mas el que no creyere, será condenado. Y estas señales seguirán a los que creen: En mi nombre echarán fuera demonios; hablarán nuevas lenguas; tomarán en las manos serpientes, y si bebieren cosa mortífera, no les hará daño; sobre los enfermos pondrán sus manos, y sanarán.

Lucas 6:19

Y toda la gente procuraba tocarle, porque poder salía de él y sanaba a todos.

Lucas 9:2

Y los envió a predicar el reino de Dios, y a sanar a los enfermos.

Lucas 13:16

Y a esta hija de Abraham, que Satanás había atado dieciocho años, ¿no se le debía desatar de esta ligadura en el día de reposo?

Hechos 5:16

Y aun de las ciudades vecinas muchos venían a Jerusalén, trayendo enfermos y atormentados de espíritus inmundos; y todos eran sanados.

Hechos 10:38

Cómo Dios ungió con el Espíritu Santo y con poder a Jesús de Nazaret, y cómo éste anduvo haciendo bienes y sanando a todos los oprimidos por el diablo, porque Dios estaba con él.

Romanos 4:16-21

Por tanto, es por fe, para que sea por gracia, a fin de que la promesa sea firme para toda su descendencia; no solamente para la que es de la ley, sino también para la que es de la fe de Abraham, el cual es padre de todos nosotros (como está escrito: Te he puesto por padre de muchas gentes) delante de Dios, a quien creyó, el cual da vida a los muertos, y llama las cosas que no son, como si fuesen. El creyó en esperanza contra esperanza, para llegar a ser padre de muchas gentes, conforme a lo que se le había dicho: Así será tu descendencia. Y no se debilitó en la fe al considerar su cuerpo, que estaba ya como muerto (siendo de casi cien años), o la esterilidad de la matriz de Sara. Tampoco dudó, por incredulidad, de la promesa de Dios, sino que se fortaleció en fe, dando gloria a Dios, plenamente convencido de que era también poderoso para hacer todo lo que había prometido...

Romanos 8:2, 11

Porque la ley del Espíritu de vida en Cristo Jesús me ha librado de la ley del pecado y de la muerte... Y si el Espíritu de aquel que levantó de los muertos a Jesús mora en vosotros, el que levantó de los muertos a Cristo Jesús vivificará también vuestros cuerpos mortales por su Espíritu que mora en vosotros.

2 Corintios 10:3-5

Pues aunque andamos en la carne, no militamos según la carne; porque las armas de nuestra milicia no son carnales, sino poderosas en Dios para la destrucción de fortalezas, derribando argumentos y toda altivez que se levanta contra el conocimiento de Dios, y llevando cautivo todo pensamiento a la obediencia a Cristo.

Gálatas 3:13-14, 29

Cristo nos redimió de la maldición de la ley, hecho por nosotros maldición (porque está escrito: Maldito todo el que es colgado en un madero), para que en Cristo Jesús la bendición de Abraham alcanzase a los gentiles, a fin de que por la fe recibiésemos la promesa del Espíritu... Y si vosotros sois de Cristo, ciertamente linaje de Abraham sois, y herederos según la promesa.

Efesios 6:10-17

Por lo demás, hermanos míos, fortaleceos en el Señor, y en el poder de su fuerza. Vestíos de toda la armadura de Dios, para que podáis estar firmes contra las asechanzas del diablo. Porque no tenemos lucha contra sangre y carne, sino contra principados, contra potestades, contra los gobernadores de las tinieblas de este siglo, contra huestes espirituales de maldad en las regiones celestes. Por tanto, tomad toda la armadura de Dios, para que podáis resistir en el día malo, y habiendo acabado todo, estar firmes. Estad, pues, firmes, ceñidos vuestros lomos con la verdad, y vestidos con la coraza de justicia, y calzados los pies con el apresto del evangelio de la paz. Sobre todo, tomad el escudo de la fe, con que podáis apagar todos los dardos de fuego del maligno. Y tomad el yelmo de la salvación, y la espada del Espíritu, que es la palabra de Dios.

Filipenses 2:13 *(AMPC)*

[No en su propia fuerza] porque es Dios Quien está, en todo caso, trabajando con efectividad en ustedes [supliendo la energía y produciendo en ustedes el poder y el deseo], tanto el querer como el hacer para la buena voluntad, satisfacción y deleite de Él.

Filipenses 4:6-9 *(AMPC)*

No se angustien o estén ansiosos por nada, sino en toda circunstancia y en toda situación —con oración y petición (peticiones definidas) y con acciones de gracias— continúen presentando sus deseos delante de Dios. Y la paz de Dios [será para ustedes, ese tranquilo estado del alma cuya seguridad de salvación es por medio de Cristo, no temiendo de lo que provenga de Dios y satisfechos con la variedad terrenal de cualquier género que sea, esa paz] la cual trasciende toda comprensión, hará guarnición y montará guardia en sus corazones y mentes en Cristo Jesús. Por lo demás, hermanos, lo que es verdadero, digno de reverencia, honorable, de buena presencia, todo lo justo, lo puro, lo amoroso y digno de amar, lo que sea amable, agradable y tenga gracia; si hay alguna virtud y excelencia, si hay algo digno de alabanza, piensen, valoren y tomen en cuenta estas cosas [fijen su mente en ella]. Practiquen lo que han aprendido, recibido, escuchado y visto en mí; y sean ejemplo con su forma de vivir, y el Dios de paz (de un bienestar libre de problemas e interrupciones) estará con ustedes.

2 Timoteo 1:7

Porque no nos ha dado Dios espíritu de cobardía, sino de poder, de amor y de dominio propio.

Hebreos 10:23

Mantengamos firme, sin fluctuar, la profesión de nuestra esperanza, porque fiel es el que prometió.

Hebreos 10:35-36

No perdáis, pues, vuestra confianza, que tiene grande galardón; porque os es necesaria la paciencia, para que habiendo hecho la voluntad de Dios, obtengáis la promesa.

Hebreos 11:11

Por la fe también la misma Sara, siendo estéril, recibió fuerza para concebir; y dio a luz aun fuera del tiempo de la edad, porque creyó que era fiel quien lo había prometido.

Hebreos 13:8

Jesucristo es el mismo ayer, y hoy, y por los siglos.

Santiago 4:7

Someteos, pues, a Dios; resistid al diablo, y huirá de vosotros.

Santiago 5:14-16

¿Está alguno enfermo entre vosotros? Llame a los ancianos de la iglesia, y oren por él, ungiéndole con aceite en el nombre del señor. Y la oración de fe salvará al enfermo, y el señor lo levantará; y si hubiere cometido pecados, les serán perdonados. Confesaos vuestras ofensas unos a otros y orad unos por otros, para que seáis sanados. La oración eficaz del justo puede mucho.

1 Pedro 2:24

Quien llevó él mismo nuestros pecados en su cuerpo sobre el madero, para que nosotros, estando muertos a los pecados, vivamos a la justicia; y por cuya herida fuisteis sanados.

1 Juan 3:21-22

Amados, si nuestro corazón no nos reprende, confianza tenemos en Dios; y cualquiera cosa que pidiéremos la recibiremos de él, porque guardamos sus mandamientos, y hacemos las cosas que son agradables delante de él.

1 Juan 5:14-15

Y esta es la confianza que tenemos en él, que si pedimos alguna cosa conforme a su voluntad, él nos oye. Y si sabemos que él nos oye en cualquiera cosa que pidamos, sabemos que tenemos las peticiones que le hayamos hecho.

3 Juan 2

Amado, yo deseo que tú seas prosperado en todas las cosas, y que tengas salud, así como prospera tu alma.

Apocalipsis 12:11

Y ellos le han vencido por medio de la sangre del Cordero y de la palabra del testimonio de ellos, y menospreciaron sus vidas hasta la muerte.

Oración para recibir salvación y el bautismo del Espíritu Santo

Padre celestial, vengo a Ti en el nombre de Jesús. Tu Palabra dice: «Y todo el que invoque el nombre del Señor será salvo» (Hechos 2:21). Estoy invocándote. Oro y te pido Jesús, que vengas a mi corazón y seas el Señor de mi vida de acuerdo con Romanos 10:9–10: «Si confiesas con tu boca que Jesús es el Señor, y crees en tu corazón que Dios lo levantó de los muertos, serás salvo. Porque con el corazón se cree para alcanzar la justicia, pero con la boca se confiesa para alcanzar la salvación». Yo confieso ahora que Jesús es el Señor, y creo en mi corazón que Dios le resucitó de entre los muertos. Me arrepiento del pecado. Renuncio al pecado. Renuncio a al diablo y a todo lo que él representa. Jesús es mi SEÑOR.

¡Ahora he nacido de nuevo! ¡Soy cristiano, hijo del Dios todopoderoso! ¡Soy salvo! Señor, también dices en Tu Palabra: «Pues si ustedes, que son malos, saben dar cosas buenas a sus hijos, ¿cuánto más el Padre celestial dará el Espíritu Santo a quienes se lo pidan?» (Lucas 11:13). Entonces, te pido que me llenes con Tu Espíritu. Santo Espíritu, crece dentro de mí a medida que alabo a Dios. Me mantengo a la expectativa de hablar en otras lenguas, según Tú me concedas expresar

(Hechos 2:4). En el nombre de Jesús, ¡Amén!

Comienza a alabar a Dios en este instante por llenarte con el Espíritu Santo. Pronuncia esas palabras y sílabas que recibes; no hables en tu idioma, sino en el lenguaje que el Espíritu Santo te esté dando. Debes usar tu propia voz, ya que Dios no te forzará a hablar. No te preocupes por cómo suena, pues ¡son lenguas celestiales!

Continúa con la bendición que Dios te ha dado, y ora en el espíritu cada día.

Ahora que eres un creyente renacido y lleno del Espíritu Santo. ¡nunca más serás el mismo!

Busca una iglesia donde se predique la Palabra de Dios con valentía y en obediencia. Busca conectarte con una iglesia que te ame y te cuide, y haz lo mismo por ellos.

Necesitamos estar conectados entre nosotros; al hacerlo aumentamos nuestra fuerza en Dios. Es el plan de Dios para la iglesia.

No dejes de sintonizar nuestro programa *La Voz de Victoria del Creyente,* disponible en varias estaciones de TV y en la internet. Vuélvete un hacedor de la Palabra. Serás bendecido al ponerla en práctica (lee Santiago 1:22–25).

Acerca de la autora

Gloria Copeland es una destacada autora y ministra del evangelio, cuya misión de enseñanza es conocida a nivel mundial. Los creyentes de todas partes del planeta la conocen por medio de las convenciones de creyentes, las campañas de victoria, artículos de revistas, audios y videos de enseñanzas, y a través del programa de televisión *La voz de victoria del creyente* que se transmite de lunes a viernes y los domingos. Ella presenta el programa junto a su esposo Kenneth Copeland. Gloria es conocida también por La escuela de sanidad que inició en 1979 en las reuniones de KCM. Enseñando así cada año la Palabra de Dios a millones de personas, y compartiendo las claves de una vida cristiana victoriosa.

Gloria es la autora del libro *God's Master Plan for Your Life*, el cual es el *best seller* del *New York Times*, así como también de numerosos libros entre los cuales se incluyen: *God's Will for You [La voluntad de Dios para usted]*, *Walk With God*, *God's Will Is Prosperity [La voluntad de Dios es la prosperidad]*, *Hidden Treasures* y *To Know Him*. Ella y su esposo han sido coautores de diversos materiales entre los que figuran: *Family Promises [Promesas para la familia]*, *Healing Promises [Promesas de sanidad]* y el best seller devocional diario *From Faith to Faith [Crezcamos de fe en fe: Una guía diaria para la victoria]* y *Pursuit of His Presence [En búsqueda de Su presencia]*.

Gloria tiene un doctorado honorífico de *Oral Roberts University*. En 1994, recibió la distinción de *Mujer cristiana del año*, un reconocimiento que se otorga a mujeres cuyo ejemplo de liderazgo cristiano es excepcional. También es cofundadora y vicepresidenta de los Ministerios Kenneth Copeland de Fort Worth, Texas.

Adquiera más información acerca de los Ministerios Kenneth Copeland visitando nuestra página web
es.kcm.org

Material que le ayudará a recibir su sanidad
por Gloria Copeland

Libros

Y Jesús sanaba a todos
La prescripción de Dios para la salud divina
La voluntad de Dios para su salud
Cosecha de salud

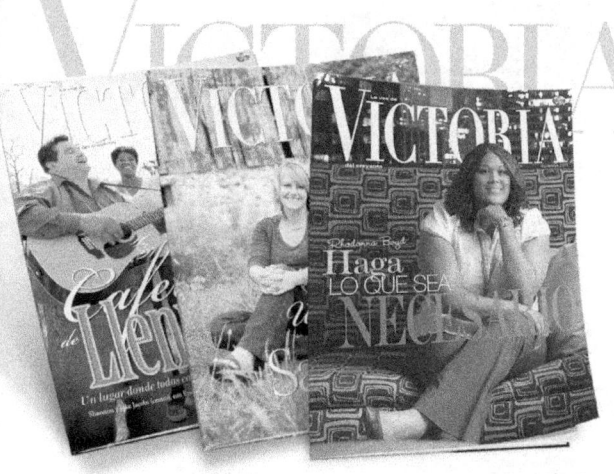

Cuando el SEÑOR les indicó a Kenneth y Gloria Copeland que iniciaran la revista *La voz de victoria del creyente*, les dijo:

Ésta es su semilla. Envíenla a todo aquel que responda a su ministerio, y ¡jamás permita que alguien pague por la suscripción!

Ha sido un gozo para los Ministerios Kenneth Copeland compartir las buenas nuevas a los creyentes por más de 50 años. Los lectores disfrutan enseñanzas por ministros que escriben acerca de sus vidas en comunión con Dios, y testimonios de creyentes que experimentan la victoria en su vida diaria a través de la Palabra.

La revista *LVVC* es enviada mensualmente por correo, llevando ánimo y bendición a los creyentes de todo el mundo. Incluso, muchos de ellos la utilizan como una herramienta para ministrar, o la obsequian a otras personas que ¡desean conocer a Jesús y crecer en su fe!

¡Solicite hoy mismo tu suscripción GRATUITA a la revista *La voz de victoria del creyente!*
Visita **es.kcm.org/LVVC**, o llámanos a los teléfonos:
1-800-600-7395 (EE. UU.)
+1-817-852-6000 (Internacional)
Nuestros ministros de **habla hispana** están esperando tu llamada.

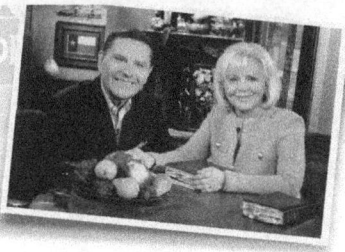

¡Estamos aquí para usted!®

Su crecimiento en la PALABRA de Dios y su victoria en Jesús son el centro mismo de nuestro corazón. Y en cada área en que Dios nos ha equipado, le ayudaremos a enfrentar las circunstancias que está atravesando para que pueda ser el victorioso vencedor que Él planeó que usted sea.

La misión de los Ministerios Kenneth Copeland, es que todos nosotros crezcamos y avancemos juntos. Nuestra oración es que usted reciba el beneficio completo de todo lo que el SEÑOR nos ha dado para compartirle.

Dondequiera que se encuentre, puede mirar el programa La voz de victoria del creyente por televisión (revise su programación local) y por la Internet visitando kcm.org.

Nuestro sitio web: es.kcm.org, le brinda acceso a todos los recursos que hemos desarrollado para su victoria. Y, puede hallar información para comunicarse con nuestras oficinas internacionales en África, Australia, Canadá, Europa, Ucrania, y con nuestras oficinas centrales en Estados Unidos de América.

Cada oficina cuenta con un personal dedicado, preparado para servirle y para orar por usted. Puede comunicarse con una oficina a nivel mundial más cercana a usted para recibir asistencia, y puede llamarnos para pedir oración a nuestro número en Estados Unidos, 1-817-852-6000, de lunes a viernes.

Le animamos a que se comunique con nosotros a menudo y ¡nos permita formar parte de su andar de fe de cada día!

¡Jesús es el SEÑOR!

Kenneth y Gloria Copeland

Kenneth y Gloria Copeland

CPSIA information can be obtained
at www.ICGtesting.com
Printed in the USA
JSHW011955160820
7295JS00004B/12

9 781575 621814